Fisioterapia en las disfunciones sexuales femeninas

Mercedes Blanquet Rochera

COLABORADORAS:
Laia Cadens
Judit Alonso
Anabel Ruiz

Fisioterapia en las disfunciones sexuales femeninas

© Mercedes Blanquet Rochera

ISBN: 978-84-9948-268-2
Depósito legal: A-1037-2010

Edita: Editorial Club Universitario Telf.: 96 567 61 33
C/ Decano, n.º 4 – 03690 San Vicente (Alicante)
www.ecu.fm
e-mail: ecu@ecu.fm

Printed in Spain
Imprime: Imprenta Gamma Telf.: 965 67 19 87
C/ Cottolengo, n.º 25 – 03690 San Vicente (Alicante)
www.gamma.fm
gamma@gamma.fm

Índice

A mis pacientes, que sin ellas no hubiera podido darme cuenta de la utilidad de técnicas de fisioterapia para mejorar sus disfunciones, y me han hecho posible pensar en técnicas nuevas y aplicarlas.

A mis alumnos, los cuales siempre me han motivado para seguir aprendiendo.

A mis colaboradores, que han confiado en mí, y que han hecho posible este trabajo.

A mi padre y a su mujer, por haber sido mis maestros en la fisioterapia

A mis hijas y a mi marido, por alentarme y motivarme para escribir.

1.- INTRODUCCIÓN

Desde el punto de vista humano, la sexualidad en nuestra sociedad ha estado oculta por la educación, y llena de tabús y prejuicios. "El placer de la sexualidad" durante mucho tiempo solo ha tenido relación directa con el sexo masculino y se ha investigado sobre eyaculación precoz o impotencia.

Es importante seguir con las disfunciones sexuales masculinas pero también, y con gran empuje, hay que destapar la sexualidad femenina.

La mujer no es un "ser asexuado", la mujer está impregnada de tabús que le han llevado al desconocimiento de su propia sexualidad y aún no es libre para experimentar placer y manifestar deseos.

No hay que olvidar la importante relación existente entre la vida sexual de una persona y su estado físico y emocional, así que practicar sexo "como si fuera una danza de creación compartida" es bueno para la salud física y mental.

Se debe intentar de una vez abolir, o al menos disminuir, que la mujer en su práctica sexual finja como una escena cinematográfica, para que no usen la fórmula que describió Cándice Bergen cuando tenía que representar en una de sus escenas un orgasmo: "diez segundos de respiración acelerada, girar la cabeza de lado a lado, simular un leve ataque de asma y morir un poco…".

A nosotros, y derivados por nuestra práctica en Reeducación de Suelo Pélvico, nos alarmó y nos dimos cuenta de las carencias y problemas que tenía la mujer sobre su sexualidad y cómo le afectaba a nivel orgánico y psicológico, y por ello empezamos a investigar y a poner en práctica una serie de técnicas en nuestros tratamientos de fisioterapia.

Obviamente, trabajamos en un equipo interdisciplinar entre psicología clínica y los fisioterapeutas especializados y médicos especialistas.

Nuestro tratamiento está basado siempre en un diagnóstico correcto, efectuado por el especialista, la exploración y pruebas precisas, corregimos las carencias erróneas y disminuimos la relación: ansiedad-cuerpo, además de la patología muscular o estructural que deriva en una disfunción sexual.

A las disfunciones sexuales hasta ahora se les ha dado una connotación psicológica como causa única. Pero en "nuestra sexualidad", además de corregir esas carencias erróneas, tenemos que saber que hay diversas disfunciones sexuales que tienen causa muscular y osteoestructural.

O, aun teniendo un origen psicológico, este transtorno deja una huella orgánica.

La fisioterapia tiene una serie de técnicas específicas para resolver problemas como: anorgasmia, dispareunia, vaginismo, hiposensibilidad.

Enseñamos relajación para mejorar la respuesta de ansiedad e inhibición, hacemos que exista una toma de conciencia de las sensaciones corporales y conseguimos el aumento de recursos sobre las fantasías y verbalización.

En casos más concretos de patologías, como la anorgasmia y el vaginismo, utilizamos técnicas específicas como la propiocepción, la dilatación vaginal progresiva, la relajación o potenciación muscular, ejercicios de focalización, liberación de pelvis y, en algunos casos, un tipo determinado de aparatología específica.

Cuando no existe una patología determinada se consigue de una forma global una mayor sensibilidad, mayor placer y mayor resistencia mediante trabajo diafragmático, conocimiento del propio cuerpo y control de los órganos sexuales.

Con el deseo de que a los lectores les sea útil este monográfico, que lo hemos elaborado con mucha ilusión, y con la esperanza de que poco a poco todos los profesionales de sanidad hagamos posible que la mujer tenga el derecho a ser mujer, y que consiga una buena salud sexual para ella.

2.- HISTORIA SEXUAL

En la antigua Mesopotamia, las mujeres jóvenes ofrecían su virginidad a la diosa protectora de la sexualidad, Astarté, entregándose a un extraño en su templo; en Grecia los ritos de amor y fecundidad se ofrecían a Afrodita, de esta manera unían algo trivial como era el sexo a lo más sagrado.

El intercambio de regalos y el obsequio a las hijas con una dote para contribuir a su seguridad durante el matrimonio llegó a Babilonia, Grecia y Roma. Era una manera de mantener o incrementar los bienes familiares, fue así como la mujer adquirió el papel de "mercancía de intercambio". En Egipto, el heredero al trono debía casarse con su hermana para ser considerado rey legítimo, pero la verdadera razón era proteger el patrimonio familiar.

La construcción de ciudades y el desarrollo comercial de Grecia llevó hacia una pérdida de contacto del hombre con la naturaleza, se pierde al sentido profundo de la sexualidad derivando en orgías múltiples. De Afrodita a Dionisos, Dios del Vino, y a Apolo, de la Sabiduría y Moderación del Instinto.

En esta época, la homosexualidad masculina se entendía como una búsqueda de la belleza y del amor y, por lo tanto, era de práctica habitual. En Roma crecen los excesos y el desenfreno, se recurre al sexo y a la lujuria para la realización personal, tanto masculina como femenina.

Cuando triunfa el cristianismo vuelven a imponerse ideas muy restrictivas en materia sexual, la mujer vuelve a situarse en inferioridad con respecto al hombre, e incluso se llega a debatir sobre la existencia del alma en la mujer.

Como el acto sexual se considera algo pecaminoso aunque imprescindible para la procreación, la mujer debía vestir un camisón que tenía un orificio a nivel de los genitales a través del cual el marido introducía el pene. Se crea un gran sentimiento de culpabilidad y malestar entre los cristianos, obligados a avergonzarse de su cuerpo y de sus instintos.

Cuando los árabes invaden la península se vuelve a tolerar el placer sexual, aunque la mujer sigue permaneciendo en un segundo plano, sometida a la satisfacción del hombre.

La rebelión de la mujer ante esta situación le llevó a practicar el adulterio y, para remediarlo, los hombres realizaban la extirpación del clítoris de la mujer, práctica que aún en nuestros días se mantiene en algunos países islámicos.

Con la entrada del siglo XI, en España, la sociedad se vuelve más permisiva. En la Edad Media el sexo se convierte en el único desahogo en una vida con continuas guerras, hambre y epidemias. En esta época curiosamente se permitía la homosexualidad femenina y no así la masculina.

En la España del siglo XVII, la Iglesia ejerce una constante oposición al placer. La mujer debe permanecer fiel y llegar virgen al matrimonio, mientras su marido mantiene mancebas o queridas. En el siglo XVIII, la mujer cuestiona su inferioridad y sumisión al varón y se le concede el placer de disfrutar de la vida y, en el XIX, el Romanticismo, se exaltan los sentimientos y se vuelven a liberar las costumbres sexuales. No se castiga el adulterio y se multiplican los burdeles.

En la década de los sesenta del siglo XX, se disfruta del amor sin temor y sin sentimientos de culpabilidad. AMOR LIBRE. Se llega a cierta promiscuidad, sobre todo en los años ochenta, pero la aparición del SIDA dio un nuevo enfoque recomendando el uso del preservativo y la práctica sexual con una pareja estable.

En la actualidad, se inicia una nueva corriente conservadora en materia sexual, aunque el planteamiento es distinto dependiendo de la cultura, la sociedad y la religión.

3.- ANATOMÍA DEL SUELO PÉLVICO

Estructura ósea del periné

La pelvis es el soporte óseo del periné, es el elemento pasivo que sustenta todas las estructuras que contiene.

Estrecho superior.

Pelvis falsa o mayor: vísceras digestivas, útero y anejos.

Pelvis verdadera o menor: órganos inferiores del sistema digestivo y genitourinario.

Estrecho medio: inserción diafragma pélvico. Sus límites son el sacro (S3-S4), por detrás; lateralmente la espinas ciáticas; y, por delante, la zona media de la sínfisis púbica.

Estrecho inferior: inserción de la musculatura del plano medio o inferior. Su límite por detrás es el cóccix; lateralmente, las tuberosidades isquiáticas y el borde inferior del ligamento sacro-tuberoso; y, por delante, se encuentra el borde inferior del arco de la sínfisis púbica.

El trayecto trazado en la pelvis menor por esta sucesión de estrecho se llama excavación pélvica. Define la posición de las vísceras en escalera (estabilidad).

Morfología del suelo pélvico

La pelvis ósea es el entramado que provee de sujeción y soporte a los órganos pelvianos: vejiga, uretra, recto y vagina. Existen una serie de estructuras músculo-tendinosas que unen a los órganos pélvicos con la pelvis ósea. Estas estructuras realizan dos funciones:

- Soportar el peso de los órganos pélvicos, manteniéndolos dentro de la cavidad abdominal, estos son los medios de soporte.
- Sujetar los órganos pélvicos, evitando un excesivo desplazamiento durante los cambios de presiones intraabdominales; estamos hablando de los medios de fijación.

Medios de soporte

El periné es la zona del cuerpo situada en la parte inferior del tronco que forma el fondo de la pelvis.

El periné femenino está atravesado por tres orificios: la uretra, la vagina y el ano.

El periné de la mujer y del hombre se diferencian en el alojamiento de los órganos sexuales, en el hombre son externos y en la mujer internos.

Por suelo pélvico se entiende el conjunto de estructuras que cierran la cavidad abdominal en su parte inferior.

El suelo pélvico está formado por dos capas fibromusculares:
•Diafragma anterior o urogenital.
•Diafragma posterior o anal.

Diafragma urogenital: se describe como un sistema formado por tres componentes: una fascia pélvica superior (la fascia perineal superficial), un grupo muscular intermedio y otra fascia pélvica inferior (la facia endopélvica o perineal profunda).[1]

El grupo muscular intermedio está formado en el varón por el músculo bulboesponjoso que rodea al bulbo peneano, los músculos inquiocavernosos a los lados y el músculo transverso perineal por atrás.

---

[1] *Obstetricia, ginecología y salud de la mujer*, Netter, editorial Masson.

En la mujer tiene una configuración similar, excepto que el músculo bulboesponjoso se trasforma en el esfínter vaginal.

Esta estructura marca la frontera entre la cavidad abdominal y el periné.

Los órganos situados por encima del diafragma están sometidos a los cambios de presión intraabdominales. Los órganos situados por debajo están funcionalmente fuera de la cavidad intraabdominbal.

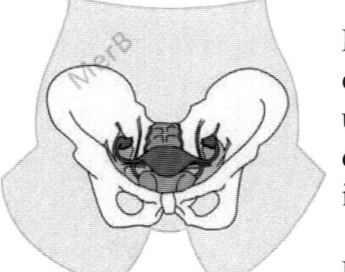

De esta forma, al permanecer los órganos pélvicos dentro de la cavidad abdominal, constituyen un sistema cerrado. Los órganos situados por debajo están funcionalmente fuera de la cavidad intraabdominal.

La aplicación de una fuerza externa al mismo, por el Principio de Pascal, se transmitirá por igual a todos sus componentes. Es así como se transmite el incremento de presión intraabdominal.

Diafragma anal: es común en ambos sexos, está constituido por el músculo elevador del ano, formado a su vez por tres fascículos (pubococcígeo, íleococcígeo e isquiococcígeo), y la fascia endopélvica que recubre este músculo por su cara superior. Esta estructura tiene una orientación oblicua hacia delante y afuera desde la pelvis ósea hasta los órganos pélvicos. Sus ramas laterales se reúnen en la cara posterior formando el haz puborrectal que une la vagina al recto.

Órganos genitales externos femeninos

Monte de venus: estructura roma, triangular de vértice inferior (labios mayores), delante de la sínfisis del pubis. La piel se encuentra cubierta de vello genital, con gruesa capa de tejido célulo-adiposo (35 mm).

Terminaciones nerviosas.

Inserción del ligamento redondo del útero.

Fascículos del ligamento suspensorio del clítoris y de la membrana fibroelástica de los labios mayores (excitación sexual femenina por presión directa).

Labios mayores: dos grandes repliegues cutáneos simétricos que limitan la hendidura vulvar 18 cm de longitud, 1,5 cm de espesor en su base y 2,5 cm de altura.

Su estructura es de cara externa convexa, recubierta de pelo y coloración más oscura. Surco genito-femoral.

Cara interna: plana, rosada, lisa, húmeda y carente de pelo. Surco interlabial.

Presenta un borde libre, redondeado convexo y recubierto de pelo y una base ancha, inserción en ramas isquio-pubianas.

Los labios mayores presentas dos comisuras, una comisura anterior redondeada, monte de venus y una comisura posterior, rafe perineal.

Labios menores: dos repliegues cutáneos simétricos de aspecto mucoso, medialmente a los labios mayores (surco interlabial). Limitan el vestíbulo de la vagina.

Alargado anteroposteriormente y aplanado lateromedialmente. Color rojizo-rosado. Delgado, liso, húmedo y desprovisto de pelos.

Constituidos por un repliegue fino de tejido epitelial, relleno de tejido conjuntivo y elástico, sin tejido graso, filetes nerviosos y ricamente vascularizado.

El surco interlabial es la cara labial o exterior, el surco vestibular y vestíbulo vaginal es la cara vestibular o interior. Los labios menores presentan un borde libre delgado, convexo y oscuro y una base que acompaña al bulbo vestibular.

Vestíbulo de la vulva: depresión media del periné (6-7 cm de profundidad). Limitada por la cara interna de los labios menores.

Formada por dos partes:
Parte uretral: meato uretral, glándulas parauretrales.
Parte himeneal: introito vaginal e himen. Surco vestibular y los conductos de salida de las glándulas vestibulares mayores.

Clítoris: órgano eréctil de la mujer. Similitud morfológica del clítoris y del pene y constituido por raíz, cuerpo y glande.

Raíz del clítoris: adherida a las ramas isquio-pubianas y a la membrana perineal, compuesta por los pilares del clítoris y los bulbos vestibulares.

<u>Cuerpo del clítoris:</u> unión y prolongación de las comisuras bulbar y cavernosa. Presencia de dos ligamentos, el funciforme y el suspensorio.

Ligamento funciforme: va de la línea blanca del abdomen, rodeando las paredes, a la cara inferior del cuerpo del clítoris.

Ligamento suspensorio: de la cara anteroinferior de la sínfisis púbica al codo del clítoris. Atravesado por la vena dorsal profunda del clítoris.

El clítoris mide 25 mm en estado de flacidez y 30 mm en erección.

<u>Glande del clítoris:</u> extremo final del cuerpo del clítoris, fusión de los extremos libres de los bulbos vestibulares. Presenta forma cónica, globular, textura húmeda y está recubierto por el prepucio del clítoris.

Glándulas vulvares:
Glándulas vestibulares menores: son glándulas sebáceas y glándulas sudoríparas diseminadas por la vulva.
Glándulas parauretrales (glándulas de Skène): dos glándulas uretrales.
Glándulas vestibulares mayores (glándulas de Bartholin): dos glándulas grandes en la mitad posterior de introito vaginal (bulbo vaginal). Cubiertas por el músculo bulboesponjoso. Secreción lubrificante en las relaciones sexuales.[2]

Núcleo fibroso central del periné:
Formación fibro-muscular piramidal con límites imprecisos. Subcutánea, intercalada entre el canal anal y el diafragma urogenital. Se continúa en profundidad con el septum recto uterino.
Presenta inserción para el músculo elevador del ano, músculo transverso del periné (superficial y profundo), y el músculo bulbo esponjoso.
Contenido en miofibrillas lisas: músculo recto-vaginal.

---

[2] *Obstetricia, ginecología y salud de la mujer*, Netter, editorial Masson.

Músculos del suelo pélvico:

Musculatura del plano superficial:

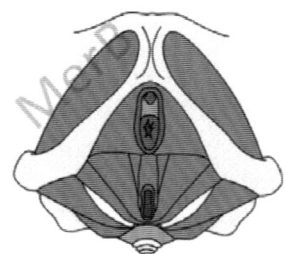

Músculo isquio-cavernoso: músculo par, satélite de los cuerpos cavernosos.

Origen: mitad anterior del borde inferior de las ramas isquiopúbicas (inserción cuerpo cavernoso).

Inserción: comisura cavernosa. Fibras mediales se entremezclan con el músculo bulbo-esponjoso.

Acción: comprimir cuerpos cavernosos (erección del clítoris).

Músculo bulbo-esponjoso: Músculo par, satélite de los cuerpos esponjosos bulbo-vestibulares.

Origen: recubre la glándula vestibular mayor y el cuerpo esponjoso bulbo-vestibular.

Inserción: en dos fascículos.

Fascículo posterior: caras inferiores y laterales del cuerpo del clítoris.

Fascículo anterior: músculo compresor de la vena dorsal del clítoris.

Acción: comprimir la vena dorsal profunda del clítoris y el cuerpo esponjoso bulbo-vestibular (erección del clítoris). Comprime la glándula vestibular mayor y estrecha el introito vaginal.

Músculo transverso superficial: músculo par, delgado e inconstante. Banda transversal desde la cara interna de la tuberosidad isquiática al NFCP.

Contracción conjunta estabiliza al NFCP y favorece la acción de los músculos que allí se insertan.

Esfínter externo estriado del ano: rodea la parte inferior del canal anal. Formado por tres partes:

Parte subcútanea: hoja de 15 mm de espesor que circunscribe al ano.

Parte superficial: por encima de la anterior, rodeando al canal anal.

Parte profunda: gruesa y estrechamente unida al músculo pubo-rectal.

Acción: en reposo, genera el 15% de la presión de oclusión del canal anal.

Musculatura del plano medio:

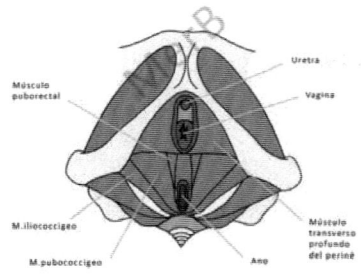

El plano medio del suelo pélvico está delimitado por un límite superior (fascia superior del diafragma urogenital) y el límite inferior (membrana perineal).

Exclusivamente muscular, se le denomina genéricamente "diafragma urogenital" porque la distribución muscular se encuentra en la parte anterior.

En este plano encontramos dos músculos:

Esfínter estriado de la uretra.

Músculo transverso profundo.

Esfínter estriado de la uretra: rodea el tercio medio de la uretra (20 a 25 mm de grosor). Dos partes:

Músculo uretro-vaginal: dos tipos de fibras.

Fibras circulares: rodean a la uretra.

Fibras arciformes: fibras de asociación que rodean a la uretra y se pierden en la cara anterior y lateral de la vagina.

Músculo compresor de la uretra: transversalmente de cara a cara interna de las ramas inferiores del pubis, pasando por delante del músculo uretro-vaginal.

Acción: cierre de la uretra y la expulsión de las últimas gotas de orina.

Músculo transverso profundo: músculo par y triangular, se extiende desde la cara interna de la rama del isquion hasta el NFCP y la vagina.

Acción: la contracción conjunta inmoviliza al NFCP y favorece la acción de los músculos que allí se insertan.

Musculatura del plano profundo:

Sobre su eje sagital presenta el hiato urogenital (uretra y vagina) y el hiato anal (unión ano-rectal).

Elevador del ano: desde atrás del ano, se inserta en el rafe anocoxígeo y en la punta del coxis, desde este punto sus fibras se abren en abanico, a todo lo ancho y largo de la circunferencia pelviana en diferentes fascículos.

Se distinguen tres fascículos principales:

Músculo ilio-coccígeo: músculo par, delgado, fibroso y esencialmente estático.

Origen: cara posterior de la rama del pubis, a cada lado de la sínfisis, junto al canal obturador.

Arcada tendinosa del músculo elevador del ano y cara interna de la espina isquiática.

Inserción: ligamento ano-coccígeo y bordes laterales del cóccix.

Músculo pubo-coccígeo: músculo par, estrecho, potente y esencialmente dinámico. Predominio de miofibrillas tipo 1.

Fibras de Luschka: ramificaciones mediales que interaccionan con la uretra y la vagina.

Origen: cara posterior de la sínfisis del pubis (ligamento pubo-vesical).

Inserción: se realiza a través de los músculos pubo-rectal y pubo-vaginal.

Músculo pubo-rectal:

Fascículo latero-rectal: alcanza las paredes laterales del recto.

Fascículo retro-rectal: cincha que rodea al ano por detrás (ángulo ano-rectal).

Fascículo coccígeo: cara anterior del cóccix y del ligamento sacrococcígeo ventral.

Músculo pubovaginal: se inserta en el NFCP, rodeando y fijando la vagina.

Músculo isquioccígeo: músculo triangular, adherido al ligamento sacro-espinoso.

Origen: cara interna de la espina isquiática.

Inserción: borde lateral del cóccix y de S4-S5.

El músculo elevador del ano se une:

Por delante, a la pared posterior del pubis.

Por los lados, a las paredes de la pelvis.

Por detrás, a la espina isquiática.

Por delante y central, rodea la vagina.

Por detrás y central, rodea el recto.

El músculo elevador del ano conforma la más eficaz estructura contráctil de la pelvis y juega un importante papel en el mantenimiento de la posición de las vísceras pélvicas y mecanismos de continencia urinaria y fecal.

La contractura del músculo elevador del ano hace que la vagina y recto se desplacen hacia el pubis y este desplazamiento anterior ayuda a cerrar la uretra.

INERVACIÓN

Nervio somático principal del periné, es un nervio mixto complejo que contiene neurofibrillas simpáticas, raíces sacras S4, S2 y S3.

Canal del pudendo o canal de Alcock.

Ramas colaterales del plexo pudendo:
Nervio del músculo elevador del ano.
Nervio del músculo coccígeo.
Nervio rectal superior: músculo esfínter externo del ano y la piel de la región anal.
Nervio perforante cutáneo: sensibilidad de la piel de la región glútea medial.

Plexo coccígeo: nervio sacro S5 y el nervio coccígeo.
Ramas cutáneas: piel de la región coccígea.
Ramas musculares: atraviesa al músculo isquio-coccígeo del elevador del ano, y lo inerva, además de atender a la parte coccígea del glúteo mayor.
Ramas viscerales: dos ramas para el plexo hipogástrico inferior.

Inervación autónoma pélvica:
Plexo hipogástrico superior.
Plexo hipogástrico inferior.
Plexo rectal superior.

Constituidos por neurofibras simpáticas y parasimpáticas de origen esencialmente espinal, con cierta participación vagal.

Garantizan la regulación de las vísceras, de los cuerpos eréctiles, de las glándulas genitales y cutáneas, de los vasos y los músculos lisos.

Plexo hipogástrico inferior:
Principal responsable de la inervación autónoma pélvica. Formación par, laminar, calada, constituida por pequeños ganglios enlazados unos a otros para crear pequeños filetes nerviosos.

<u>Ramas aferentes:</u>

Nervios hipogástricos.

Nervios esplácnicos sacros.

Nervios esplácnicos pélvicos (n.erectores).

Plexo pudendo: raíces anteriores S4, S2 y S3.

Inerva los músculos, el tejido conjuntivo y los órganos perineales, además de los músculos y las vísceras pélvicas, a excepción de los testículos.

Rama terminal del plexo: nervio pudendo interno[3].

---

[3] *Sistema nervioso*, Netter, editorial Masson.

4.- DISFUNCIÓN SEXUAL

La salud sexual, según la OMS (1974): "La salud sexual es la integración de los aspectos afectivos, somáticos e intelectuales del ser sexuado de modo tal que de ella derive el enriquecimiento y el desarrollo de la persona humana, la comunicación y el amor".

El concepto de sexualidad incluye:

● la aptitud de disfrutar de la actividad sexual y reproductiva, y según una ética personal y social;
● la ausencia de temores, de sentimientos de vergüenza y culpabilidad, de creencias infundadas y de otros factores psicológicos que perturben las relaciones sexuales;
● la ausencia de trastornos orgánicos, de enfermedades o deficiencias que entorpezcan la actividad sexual y reproductiva.

Afirmar que las personas son seres sexuados desde que nacen, y su capacidad de amar y sentir debe cultivarse en forma permanente y progresiva a lo argo de toda la vida, respetando los diversos valores y tiempos personales de evolución.

Reconocer el derecho de todo ser humano de procurar su satisfacción sexual según sus propias necesidades o preferencias (respetando las de los demás), así como de renunciar temporal o permanentemente a ella.

Aspectos éticos y jurídicos:
A lo largo de la historia han existido diversas posturas y concepciones acerca de la sexualidad humana, que aún existen.

Somos tributarios de la cultura occidental y de la religión que se instalaron sobre grupos humanos con su propia cultura y valores, lo que ha determinado nuestro sincretismo cultural.

Sobre esta realidad se produjeron aportes de otros grupos y culturas que llegaron al continente americano en distintas situaciones y circunstancias de vida.

Es, entonces, necesaria una ética pluralista, integradora de la multiplicidad de posiciones relativas a la sexualidad que existe en cada sociedad.

Se señala que el derecho a la libertad de conciencia hace que cada persona deba ser respetada en sus valoraciones acerca de la sexualidad, como legítimo aspecto de su intimidad y privacidad.

A la vez, las posiciones sustentadas en el ámbito de la privacidad serán éticamente válidas si se articulan en una ética social en la que todas las personas sean tratadas con igual respeto, dignidad y consideración.

Nadie debiera ser sometido a trato inhumano e indigno por su sexo, opiniones u orientación sexual.

En este sentido, la marginación, la coacción, la discriminación, el abuso y la violencia sexuales deben ser considerados injustificables e inaceptables desde el punto de vista ético.

Una ética autónoma, construida desde el «sí mismo» como producto del análisis y desarrollo personal.

Solamente una ética de estas características puede promover la autogestión responsable en el ámbito de la salud y la sexualidad, que propicie el desarrollo personal como producto «eminentemente humano» y como verdadero favorecedor del crecimiento personal y social.

No hay que olvidar la ética de la responsabilidad, que propicie la reflexión acerca de:
- Principios y derechos universales que constituyen la base de una convivencia humana y digna entre las personas.
- Principios y valores personales que constituyen el propio sistema de referencia moral.
- Los vínculos humanos y las relaciones recíprocas entre las personas, en las que todos los individuos merezcan el mismo respeto y consideración.

La disfunción sexual se pude definir como: "El persistente deterioro de las respuestas normales de interés sexual de una pareja".[4]

Las disfunciones sexuales son alteraciones de alguna o algunas de las fases de la respuesta sexual y las situaciones en las que aparece dolor en la relación sexual, pero, además, para que se produzca una disfunción sexual tiene que haber malestar en la persona o crear problemas en la relación interpersonal.

La disfunción sexual femenina tiene varias clasificaciones pero, en la actualidad, el tratamiento y las técnicas que recogemos están basadas para el vaginismo, dispareunia, anorgasmia provocada por la hipotonía del periné.

Vaginismo

El vaginismo se define como el espasmo involuntario del tercio externo de la vagina que imposibilita el coito o lo hace muy doloroso.

Patología que puede ser debida a varias causas, pero como fisioterapeutas sólo podremos enfocar nuestro tratamiento sobre la "huella orgánica" que se haya instaurado como:

- Contracciones musculares inadecuadas.
- Problemas estructurales sacro-coxígeos.
- Hiperprogramaciones del bulbocavernoso e isquiocavernoso.

Dispareunia

Se define como el dolor persistente asociado con la penetración vaginal o, algunas veces, refieren dolor residual después de la penetración.

La dispareunia puede ser por dolor superficial o profundo.

Se asocia la dispareunia superficial a causas como vulvitis, atrofia, cistitis, episiotomía, condilomas, tamaño del pene, entre otras.

Y a la dispareunia profunda, a causas como deficiencia estrogénica, mala posición uterina, dolor abdominal crónico, síndrome del intestino irritable.

---

[4] *Disfunciones sexuales femeninas*, María José Carrasco, editorial Síntesis.

Anorgasmia/ Hipotonía

Descenso o ausencia de la sensibilidad, menos excitación. Disminución de la intensidad de orgasmo y desencadena a un desinterés por iniciar una relación sexual.

Las causas de esta disfunción orgásmica pueden ser debidas a nuestra sociedad, antecedentes obstétricos, menopausia, fibromialgia, histerectomía, o por amputación del clítoris.

CAUSAS GENERALES DE LAS DISFUNCIONES SEXUALES FEMENINAS

FACTORES ORGÁNICOS

Alteraciones hormonales, algunas enfermedades, causa psicológica, disfunciones estructurales óseas y musculares y traumatismos directos son los factores que intervienen en la disfunción sexual.

PAPEL HORMONAL

Una disminución de estrógenos produce una disminución de la lubrificación con pérdida de deseo y sensibilidad sexual, así como niveles bajos de testosterona que influyen en la sensación genital y del orgasmo, ya que produce una pérdida o disminución de la libido.

La disminución de la producción de estrógenos repercute en la lubrificación vaginal, la vagina pierde tono y elasticidad.

INFLUENCIA PATOLÓGICA

Diabetes: produce una sequedad vaginal que progresivamente puede ocasionar una dispareunia, pues la diabetes produce alteraciones a nivel vascular y nervioso.

Disfunción tiroidea: a causa de la deficiencia de andrógenos se produce una inhibición del deseo sexual.

Artritis: personas que tienen dolor constante, dificultad de movimiento y que suelen tener vaginitis atrófica produciendo una disfunción orgánica, dispareunia, por lo tanto, existirán trastornos de la excitación.

Vulvodinia: refiere dolor intermitente o continuo, no hay lesiones vulvares identificables. Se le llama también neuralgia pudenda.

Endometriosis: el tejido que reviste a otro crece en otras áreas, causa dolor y hemorragias. Este crecimiento suele aparecer en ovarios, intestino, útero y vejiga.

Infecciones vaginales: producidas por tricomonas, cándidas y bartholinitis, causan vaginismo y dispareunia.

Vaginitis atrófica: causada por el déficit de estrógenos produce una disfunción en la excitación y puede provocar una dispareunia.[5]

LESIONES DIRECTAS

Parto: el parto instrumentado aumenta las posibilidades de daño a nivel de la vagina (fórceps, episiotomía, etc.) y los desgarros pueden afectar tanto al esfínter anal como al clítoris por traumatismo directo de los mismos.
Un tejido fibrosado puede causar dolor en la penetración y lubrificar menos.

Prolapsos del Suelo Pélvico: además de los síntomas urinarios e intestinales asociados al prolapso, suelen aparecer disfunciones sexuales, dolor vaginal durante el coito.

Histerectomías: anomalías en el canal vaginal por la formación del tejido cicatrizante y el acortamiento del canal vaginal, puede ocasionar dolor.
Toda intervención quirúrgica puede dañar nervios y vasos que irrigan la vagina, el útero y el clítoris.
Una lesión del plexo uretrovaginal y cervical puede ser negativa por la excitación sexual.

La histerectomía puede causar problemas de excitación sexual si hay afectación en la lubrificación y sensibilidad.

---

[5] *Disfunciones sexuales femeninas*, María José Carrasco, editorial Síntesis.

Funciones pélvicas y lesiones con caídas y traumatismos en hueso púbico y otras estructuras pélvicas pueden tener una afectación arterial y nerviosa además de una modificación estructural que afecte a la musculatura, provocando hiperprogramaciones que suelen causar algias pélvicas-perineales.

AFECTACIÓN NEUROLÓGICA

Lesión medular: un estudio realizado por Beverly Wlipple demostró que mujeres con lesión de médula espinal eran capaces de alcanzar el orgasmo por la estimulación del cérvix.

Se planteó la hipótesis de que era por medio de una vía sensitiva que trasporta el impulso desde la vagina al cerebro.

Otras mujeres alcanzaban el orgasmo por medio del nervio vago (tracto gastrointestinal) y otras mujeres potenciando la estimulación en otras zonas erógenas.

CAUSAS YATRÓGENAS

Anticonceptivos: por la reducción de los niveles de andrógenos.
Antibióticos: repercute en la flora vaginal.
Antidepresivos: por ser inhibidores de la recaptación de serotonina.

5.- PSICOLOGÍA SEXUAL

Disfunciones sexuales

Desde que la conducta sexual ha sido foco de intereses de la sociedad actual y motivo de estudio de muchos investigadores de renombre en distintos ámbitos, se ha visto la necesidad de clasificar las disfunciones con el mero objetivo de diferenciar sin caer en errores diagnósticos. Está claro que desde que hay conducta sexual también hay disfunciones. Pero no por ello éstas siempre han sido estudiadas y tratadas.

Antes de clasificar las disfunciones sexuales, cabe detallar qué es lo que entendemos de este concepto. Siguiendo la definición de Kaplan[6] (1978), entendemos por disfunción sexual (DS) cualquier tipo de problema fisiológico, cognitivo-afectivo o conductual que, de forma persistente o recurrente, impide a una persona mantener relaciones sexuales o disfrutar de estas.

Es muy difícil unificar las causas de las disfunciones sexuales, ya sean femeninas (DSF) o masculinas (DSM), dada su variedad y complejidad. Lo que sí obtenemos son las correlaciones de mayor peso con los trastornos orgánicos como diabetes, hipertensión…, con la ingesta de substancias como antidepresivos, ansiolíticos… y, por último, con las causas psicológicas como la ansiedad sexual, el temor al fracaso, la ignorancia sexual, etc.

Sin más dilaciones empezamos ya con la clasificación de las disfunciones sexuales siguiendo el modelo expuesto en el DSM- IV-TR (manual diagnóstico y estadístico de los trastornos mentales), ya que es la clasificación más aceptada por la mayoría de profesionales.

El DSM-IV (8), como representante de la Asociación Americana de Psiquiatría, definió en 1994 las Disfunciones Sexuales (DS) como "las alteraciones en el deseo sexual así como cambios en la psicofisiología que caracterizan

---

[6] Kaplan, H. S. (1998), *La Nueva Terapia sexual,* Madrid, Alianza.

el ciclo de respuesta sexual y que causan disturbios y dificultades interpersonales". En 1992, la Organización Mundial de la Salud en la Clasificación de Enfermedades ICD-10 (9) incluyó en la definición de la DS: "En diversos sentidos se trata de la dificultad o imposibilidad del individuo de participar en las relaciones sexuales tal como lo desea".

1.- Trastorno del deseo sexual.

Ciñéndonos únicamente a los trastornos, nos encontramos dentro de este grupo con:

- Deseo sexual hipoactivo: se trataría de una disminución o ausencia de fantasías o deseos de actividad sexual que ocurre de forma persistente o recurrente. Los criterios diagnósticos serían:

Criterios del DSM-IV-TR para Deseo Sexual Hipoactivo:

A. Disminución (o ausencia) de fantasías y deseos de actividad sexual de forma persistente o recurrente. El juicio de deficiencia o ausencia debe ser efectuado por el clínico, teniendo en cuenta factores que, como la edad, el sexo y el contexto de la vida del individuo afectan a la actividad sexual.
B. El trastorno provoca malestar acusado o dificultades de relación interpersonal.
C. El trastorno sexual no se explica mejor por la presencia de otro trastorno del Eje I (excepto otra disfunción sexual) y no se debe exclusivamente a los efectos fisiológicos directos de una sustancia (p. ej., drogas, fármacos) o a una enfermedad médica.

Podemos sugerir a las personas con bajo deseo sexual tener en cuenta los siguientes puntos:

1.- Comunicarse con claridad sobre la sexualidad.
2.- Aprender a diferenciar entre invitación y una exigencia sexual.
3.- Vivir las situaciones sexuales sin ningún objetivo predeterminado.
4.- Comprender la diferencia entre rechazar una actividad sexual y rechazar a una persona.
5.- Trasmitir con claridad que aunque ahora no le interesa el sexo, puede interesarle más tarde.
6.- Ampliar el repertorio de comportamientos sexuales.

7.- Utilizar las fantasías sexuales como motivación, sin reprimirlas.

8.- Identificar los obstáculos que se interponen en las oportunidades sexuales y proponer formas de obviarlos.

Trastorno de la excitación sexual

Dentro de este trastorno nos encontramos con el trastorno de la excitación sexual en la mujer o disfunción lubricativa, y con la disfunción erectiva o trastorno de la erección en el varón.

- Trastorno de la excitación sexual en la mujer o disfunción lubricativa: el DSM-IV-TR lo define como un fallo parcial o completo en la obtención o mantenimiento de las respuestas de tumefacción y lubricación hasta la conclusión de la actividad sexual.

Criterios del DSM-IV-TR para Trastorno de la Excitación Sexual en la Mujer:

A. Incapacidad, persistente o recurrente, para obtener o mantener la respuesta de lubrificación propia de la fase de excitación, hasta la terminación de la actividad sexual.

B. El trastorno provoca malestar acusado o dificultades en las relaciones interpersonales.

C. El trastorno sexual no se explica mejor por la presencia de otro trastorno del Eje I (excepto otra disfunción sexual) y no es debido exclusivamente a los efectos fisiológicos directos de una sustancia (p.ej., drogas o fármacos) o a una enfermedad médica.

Este trastorno, cada vez más incidente en la población femenina, se caracteriza por que ninguno de los cambios fisiológicos normales en la fase de excitación como es el inicio de la lubricación vaginal, la dilatación de la parte superior de la vagina, el aumento de tamaño de los senos y del clítoris, no aparecen regularmente en las relaciones sexuales causando un malestar significativo en la relación de pareja.

Se han descrito numerosas causas de este trastorno, pero la base causal de tipo psicológico (sin obviar claro está las bases orgánicas que pudieran haber en primer término) suelen ser problemas de ansiedad, de temores o incluso el hecho de obtener placer sexual con un hombre.

Desde la psicología tratamos este trastorno con el objetivo primordial de recuperar, en la mujer que lo padece, la respuesta a los distintos estímulos sexuales que se le presentan pudiendo disfrutar de ellos en un estado libre de ansiedad.

Técnicas cognitivo-conductuales conocidas como Focalización sensorial I y II y el coito no exigente son las más adecuadas para este tipo de trastornos, así como también una terapia adecuada para los problemas de ansiedad, temores, culpa erótica que pudieran aparecer. Todo ello con el fin de llegar a la realización de un coito normal y la consecución de un orgasmo.

Trastornos orgásmicos

Dentro de este grupo de trastornos nos encontramos con la anorgasmia femenina.

Tal y como vamos describiendo los distintos tipos de trastornos, los clasificados como orgásmicos el DSM-IV-TR los explica de la siguiente manera:

Trastorno orgásmico femenino: se conoce como un retraso o ausencia de orgasmo tras una fase de excitación normal. Teniendo en cuenta que se considera anorgasmia cuando no se consigue el orgasmo durante el coito, diferenciándolo de la consecución del orgasmo en la estimulación del clítoris.

Criterios del DSM-IV-TR para el Trastorno Orgásmico Femenino:

A. Ausencia o retraso persistente o recurrente del orgasmo tras una fase de excitación sexual normal. Las mujeres muestran una amplia variabilidad en el tipo o intensidad de la estimulación que desencadena el orgasmo. El diagnóstico de trastorno orgásmico femenino debe efectuarse cuando la opinión médica es inferior a la que correspondería por edad, experiencia sexual y estimulación sexual recibida.

B. La alteración provoca malestar acusado o dificultad en las relaciones interpersonales.

C. El trastorno orgásmico no se explica mejor por la presencia de otro trastorno del Eje I (excepto otro trastorno sexual) y no es debido exclusivamente a los efectos fisiológicos directos de una sustancia (p.ej, drogas o fármacos) o a una enfermedad médica.

Según Labrador (1994), los objetivos principales en la práctica del tratamiento para este trastorno son:

- Inducir a la mujer para que examine su cuerpo (sobre todo los órganos genitales).
- Afrontar la ansiedad y modificar la adopción del rol de espectador.
- Facilitar la comunicación sexual (para que la mujer vaya indicando a su pareja qué estimulación le es más agradable).
- Reducir las inhibiciones que limitan la capacidad de excitación o bloquean el orgasmo.

El tratamiento más efectivo que se conoce para vencer la anorgasmia femenina (desde el punto de vista psicológico) es la determinación de un plan terapéutico progresivo basado en la consecución del orgasmo, primero mediante la masturbación en solitario, posteriormente, cuando se haya conseguido el primer paso, llevar a cabo la estimulación del clítoris delante de su pareja para así pasar al orgasmo en el coito. En el caso de que hubiera ausencia de éste, es conveniente realizar la maniobra de puente (combinación del coito y la estimulación del clítoris).

Trastornos sexuales por dolor

Tal y como indican este tipo de trastornos, se dan cuando aparece dolor durante la penetración, exactamente se refiere a la presencia de dolor en los órganos genitales.

(Dispareunia y otro trastorno incluido en este grupo es el Vaginismo).

Criterios del DSM-IV-TR para Dispareunia (no debida a enfermedad médica):

A. Dolor genital recurrente o persistente asociado a la relación sexual.
B. La alteración provoca malestar acusado o dificultad en las relaciones interpersonales.
C. La alteración no es debida únicamente a vaginismo o a falta de lubrificación, no se explica mejor por la presencia de otro trastorno del Eje I (excepto otra disfunción sexual) y no es debida exclusivamente a los efectos fisiológicos directos de una sustancia (p. ej, drogas, fármacos) o a una enfermedad médica.

La dispareunia provoca un malestar significativo en las relaciones sexuales, y para combatir con él, el tratamiento más común empieza por saber en qué posiciones es más frecuente la aparición del dolor vaginal y reeducar las posturas buscando las más adecuadas y menos dolorosas como, por ejemplo, las posturas en las que la persona afectada tenga el control de movimiento. De este modo, tanto la postura como la intensidad de la penetración, y otros elementos significativos están bajo el control de la persona que padece este trastorno.

Criterios del DSM-IV-TR para Vaginismo (no debido a una enfermedad médica):

A. Aparición persistente o recurrente de espasmos involuntarios de la musculatura del tercio externo de la vagina, que interfiere el coito.

B. La alteración provoca malestar acusado o dificultad en las relaciones interpersonales.

C. El trastorno no se explica mejor por la presencia de otro trastorno del Eje I (p. ej., trastorno de somatización) y no es debido exclusivamente a los efectos fisiológicos directos de una enfermedad médica.

Es importante distinguir bien entre el vaginismo y la dispareunia ya que en el vaginismo los espasmos involuntarios no son en sí mismos los causantes del dolor, en la mayoría de los casos, la mayor dificultad de las mujeres que padecen vaginismo es en la entrada del pene. En esta disfunción, las características anatómicas de la paciente son completamente normales, sin embargo, en el momento de intentar la penetración, se produce la contracción, prácticamente de golpe, del introito vaginal (Masters y Jhonson).

El tratamiento más efectivo del vaginismo es la combinación de técnicas fisioterapéuticas y de terapia de apoyo psicológica para vencer los obstáculos inminentes que supone padecer vaginismo.

La parte psicológica a tratar va encaminada principalmente a reducir o eliminar los altos niveles de ansiedad que provocan el vaginismo, dando la información adecuada respecto al problema, o bien, enseñando a la paciente a relajarse progresivamente, y es muy importante evitar el coito potenciando las caricias, los juegos sexuales, etc. Paralelamente, hay que trabajar en la eliminación de la respuesta vaginal condicionada. Para ello, es necesario que la mujer aprenda a realizar contracciones vaginales de manera voluntaria así como también a relajar la parte contraída.

Como último paso y objetivo primordial está la consecución del coito sin ningún tipo de problemas. El procedimiento siempre ha de ser gradual, primero se lleva a cabo la manipulación de la vagina y la inserción de los dedos; posteriormente, el contacto vaginal con el pene hasta la introducción del mismo. Los movimientos también tienen su importancia ya que primero ha de haber una ausencia de los mismos para, gradualmente, incrementarlos, primero los de la mujer y después los del hombre.

Trastornos sexuales debidos a enfermedad médica

Se usa este diagnóstico cuando tenemos la certeza de que el trastorno se explica por una enfermedad médica padecida por el paciente.

Criterios del DSM-IV-TR para Trastorno Sexual debido a… (Enfermedad médica):

A.   Trastorno sexual clínicamente significativo, que provoca malestar acusado o dificultad en las relaciones interpersonales como rasgos clínicos predominantes.

B.   A partir de la historia clínica, la exploración física o los hallazgos de laboratorio, la disfunción sexual se explica en su totalidad por los efectos fisiológicos directos de una enfermedad médica.

C.   El trastorno no se explica mejor por la presencia de otro trastorno mental (p. ej., trastorno depresivo mayor).

En el diagnóstico debe indicarse el tipo de disfunción sexual junto a la enfermedad que lo causa.

Dentro de la clasificación que nos detalla el DSM-IV-TR, se incluyen también las disfunciones sexuales inducidas por sustancias y la disfunción sexual no especificada, aunque no entraremos en la explicación de los trastornos nombrados.

Factores psicológicos relacionados con los trastornos que hasta ahora hemos descrito. En general, ya sea como consecuencia de un problema orgánico o como causante del trastorno en sí, los factores psicológicos se convierten en comunes en las personas que padecen este tipo de trastornos.

Resulta complicado definir de forma concreta qué factores psicológicos siempre están presentes, ya que la individualidad de cada persona en todo momento prevalece. Por lo tanto, los siguientes puntos son un mero intento de unificar algunas de las posibles causas psicológicas que conllevan la "aparición" de un trastorno sexual.

- Situaciones sexuales traumáticas: cualquier situación vivida por el sujeto de manera traumática y con connotaciones sexuales es un hándicap a la hora de mantener relaciones sexuales placenteras. Es obvio que dichas situaciones marcan al sujeto de manera significativa y, por lo tanto, interfieren en su vida cotidiana y en las relaciones que en ésta vaya estableciendo.

Este tipo de traumas sexuales, en muchos de los casos, requieren de una terapia psicológica bien definida antes de llevar a cabo cualquier otro tipo de intervención. Suelen desembocar en la aparición de un Trastorno por Estrés Postraumático y, por lo tanto, la intervención y el tratamiento psicológico tienen que ceñirse a la extinción del miedo al estímulo fóbico de una manera progresiva.

- Pérdida del atractivo físico: cualquier cambio físico que sea percibido en el sujeto como negativo influye, en mayor o menor grado, en las relaciones sexuales que pudiera tener. Se acentúa este hecho cuando el cambio físico provoca una bajada de la autoestima de la persona, con lo cual surge un círculo de desagrado con uno mismo que está estrechamente relacionado con su posición ante la relaciones sexuales.

- Hijos y falta de intimidad: la llegada de los hijos provoca en los padres una sensación extraña de "esconderse" más, si cabe, en sus encuentros sexuales. Este hecho que parece lógico, supone que progresivamente los padres no encuentran el momento adecuado para tener relaciones sexuales surgiendo hasta miedos y temores a ser vistos o escuchados por sus hijos.

- Cambios vitales: los cambios de residencia, laborales, cambios en las relaciones familiares o personales se consideran factores de peso relacionados con la disminución del deseo sexual. Colmes y Rahe, en su Escala de Reajuste Social, nos mostraron que los cambios vitales influyen psicológicamente provocando estrés, angustias, ansiedad, síntomas depresivos, etc. Y estos factores, a la vez, correlacionan altamente con la disminución del deseo sexual. En consecuencia, siempre hay que preguntarse qué ha acontecido en la vida del sujeto ante la aparición de problemas de índole sexual, ya que es frecuente encontrarnos con una base de cambios vitales mayores.

- Rutinización: las rutinas en las relaciones sexuales son uno de los peores enemigos de la satisfacción sexual. Cuando una pareja no innova en sus relaciones sexuales, no es creativa y cae en realizar siempre y en el mismo orden las mismas prácticas sexuales, se cae en una rutina que no favorece para nada a aumentar el deseo sexual, sino todo lo contrario.

- Otros factores: existen otros factores muy determinantes relacionados con la ausencia de deseo sexual. Factores como la falta de confianza en uno, el temor a lo desconocido, temor al embarazo, depresión, falta de comunicación en la pareja, mitos culturales, ignorancia sexual, aventuras extramatrimoniales, trastornos situacionales, etc. Todos ellos influyen significativamente en las relaciones sexuales y, por lo tanto, en el deseo sexual.

6.- FISIOSEXOLOGÍA

Tratamiento fisioterapéutico en disfunciones sexuales femeninas

INTRODUCCIÓN

Antes de iniciar un tratamiento de disfunción sexual, no podemos olvidar la importante relación entre la vida sexual de una persona y su estado emocional y físico.

Para todos los tratamientos, antes de su inicio, deberemos efectuar una historia clínica, una exploración y, si es preciso, las pruebas complementarias necesarias.

Recordamos que los tratamientos que nombramos son fisioterapéuticos, que, en muchos casos, se necesita un tratamiento multidisciplinario.

Nuestro protocolo de actuación:

Nuestra paciente debe estar bien informada de la primera visita, de la exploración y del tipo de tratamiento que se le vaya a realizar.

Deberemos efectuar estos tratamientos en un box individual, para guardar al máximo su intimidad y respeto.

Exploración externa, para saber si hay dolor, rigidez o algún tipo de restricción o disfunción.

- Pelvis.
- Sacro-coxis.
- Movilidad diafragmática.
- Pilares diafragmáticos.
- Fascias abdominales.
- Uraco.
- Ocupación intestinal.
- Globalidad postural.

Antes de la exploración genital, deberemos:
- Lavarse las manos.
- Preguntar si es alérgica al látex.
- Separar labios mayores.
- Introducir el dedo índice lubricado en la vagina y deprimir la pared vaginal posterior de manera que se crea una oquedad (+ orificio) y, por encima del índice, se introduce el dedo medio.

Examen órganos genitales externos e internos

Coloración de la piel.
Estructuras anatómicas conservadas: labios mayores y menores, meato urinario, esfínter anal.
Clítoris, forma y tamaño.
Objetivos de la valoración muscular perineal:

- Integridad del periné.
- Si existen disinergias.
- Tono basal.
- Elasticidad muscular.
- Fuerza muscular.

Exploración vulvar: la inspección de los genitales externos está dirigida a la localización de cicatrices, lesiones dermatológicas y/o signos de irritación, inflamación o atrofia.

Durante la exploración mediremos:
La distancia vulvoanal, desde el arco púbico hasta la horquilla posterior, que mide aproximadamente de 4 a 6 cm.
Esta medida nos permite valorar el hiato urogenital y la posibilidad de prolapso genital, grado de lesión del suelo pélvico.
El cuerpo perineal, de la horquilla posterior al anillo anal que es de 2 a 4 cm aproximadamente, y nos evalúa el espesor del tabique rectovaginal y la movilidad del cuerpo perineal.

Exploración vaginal: la exploración vaginal se realizará con la paciente en posición de litotomía. Para ello, nos ayudaremos de una valva o parte inferior de un espéculo.

Exploración: valorar el grado de trofismo vaginal, la presencia de masas pélvicas por tacto bimanual. Es importante de cara a una orientación quirúrgica conocer la capacidad vaginal, su tamaño, longitud y alteraciones de su eje.

Durante la exploración hay que evaluar los posibles defectos del sistema de sostén de los órganos pélvicos

Tratamiento fisioterapéutico en el vaginismo

Vaginismo:

El vaginismo puede ser provocado por contracciones musculares inadecuadas, por problemas estructurales sacrocígeos, o bien por hiperprogramaciones de los músculos bulbocavernoso e isquiocavernoso.

Tratamiento:

Antes de iniciar a explicar cuáles son nuestros objetivos y cuál va a ser nuestro método de actuación, debemos tener muy claro que es muy importante evitar cualquier tipo de manipulación que provoque dolor a la paciente o la haga sentir incómoda.

En el momento en que la paciente tenga una sensación de dolor o un ambiente de tensión, provocaremos el aumento de la contracción espástica involuntaria de la entrada de la vagina, lo que nos dificultará el progreso en el tratamiento e incluso retroceder.

Ella debe saberlo desde el principio, es fundamental que se le explique cuál va a ser nuestro modo de actuación, qué es lo que esperamos y cómo vamos a llegar a nuestro objetivo.

El tratamiento estará basado en el entrenamiento de la relajación muscular en un abordaje terapéutico con ejercicios perineales incidiendo, sobre todo, en la relajación de la musculatura perineal. Se efectuarán dilataciones vaginales progresivas y biofeedback negativo, todo ello para la corrección de estas contracciones musculares inadecuadas.

Hay que efectuar una buena exploración a toda mujer que refiera una patología de vaginismo de la estructura sacrococcígea y pelviana para descartar posibles problemas estructurales que le hayan podido llevar a las hiperpro-gramaciones y tensiones de la musculatura que actúa sobre el buen comportamiento clitoriano y vaginal.

Tendremos que ir en búsqueda de la buena movilidad pélvica para eliminar todo bloqueo que limite los movimientos de rotación, basculación, retroversión y anteversión pélvica, y que existe una cierta movilidad sacrococcígea para que la musculatura perineal, como elevador del ano, se adapte en todas las situaciones en el acto sexual.

Cuando nos encontramos con hiperprogramaciones selectivas de la musculatura perineal podemos tratarla con masoterapia, con el fin de devolver la elasticidad a ese músculo.

- Propiocepción abdominal, pélvica y perineal. Utilizamos el método meb studio, ya que, además de ejercicios selectivos, es un buen método para integrar los segmentos corporales nombrados.
- Entrenamiento relajación muscular.
- Abordaje terapéutico.
- Ejercicios perineales basados en la relajación con BFB negativo.
- Tratamiento fascial perineal.
- Tratamiento fascial abdominal suprapúbico.
- Nueva propuesta rehabilitativa mediante el ejercicio terapéutico cognoscitivo.

En un caso de vaginismo, durante la valoración, observaremos que la paciente va a adoptar una posición de defensa que implicará la anteversión de la pelvis, la contracción involuntaria de los músculos aductores y el cierre de la musculatura perineal.

El ejercicio terapéutico está dirigido a la superación de la patología, llevando al paciente a adquirir un comportamiento nuevo y desarrollado, a través de la activación de los procesos cognitivos (atención-memoria-percepción-voluntad) de los cuales deriva la calidad misma de la recuperación.

En una primera fase, debemos enseñar a la paciente al control consciente de su propia musculatura.

Es fundamental que desde un principio se le dedique tiempo en esta primera fase para ganarnos su confianza y crear un ambiente cálido y tranquilo. Le pediremos que visualice su cuerpo, que se concentre tanto en las informaciones externas como en las internas que le indican su estado actual de tensión y busque las modificaciones necesarias para llegar a la posición de máxima relajación.

Dejaremos decidir a la paciente cuándo es el momento de pasar a la siguiente fase. Será una transición progresiva sin dejar de ocupar la primera parte de las sesiones en un recordatorio de las anteriores acciones.

Cuando la paciente ya esté preparada podemos abordar la pista interna, aquí empieza la segunda fase.

Segunda fase de tratamiento:

Como primer ejercicio específico pediremos la contracción activa de la musculatura perineal iniciando la toma de conciencia de la contracción-relajación, haciendo hincapié en el aprendizaje del significado de la relajación del músculo. Una vez aprendido su significado, procederemos al reconocimiento

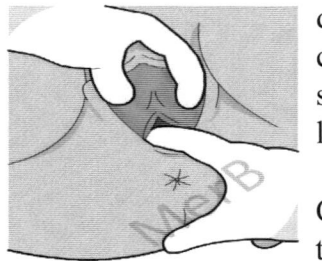

de posiciones, de diferentes grosores, texturas e incluso temperaturas dentro de la vagina; la paciente será capaz de individualizarlos en el momento que llegue a la relajación del músculo.

Con el objetivo de llegar a la reorganización y reestructuración de la contracción antálgica, consiguiendo la automatización de la sensación de relajación.

Pasaremos a la tercera y última fase de tratamiento cuando la segunda fase se realice sin necesidad de iniciar la sesión incluyendo aspectos de la primera, porque se han automatizado y hemos eliminado la contractura antálgica de la musculatura perineal.

Tercera fase de tratamiento:

En esta tercera fase buscaremos la organización motora, en forma de contracciones correctamente estructuradas como ajustes tónicos selectivos.

Hay que intentar corregir las causas físicas que producen dolor.

Cuando persiste, son eficaces las técnicas de relajación muscular como la dilatación gradual:

Cuando exista cierta relajación perineal: dilatación vaginal progresiva.

• Se introducen en la vagina dilatadores lubricados de pequeño calibre, cuyo tamaño se va incrementando a medida que se progresa en el ejercicio; se mantienen durante 10 minutos y se retiran.

• La dilatación gradual debe realizarse al menos 3 veces a la semana, y un procedimiento similar con sus dedos, una a dos veces por día.

Todas estas sesiones se efectuarán dependiendo de la progresión particular de cada mujer.

EJERCICIOS A REALIZAR

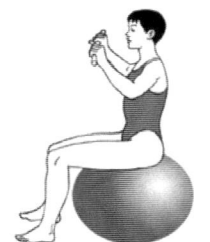

Finalidad de los **ejercicios meb studio**:
propiocepción, liberación de pelvis, ejercicios de focalización, ejercicios de relajación para el aumento de la conciencia sensorial y búsqueda del bienestar pélvico perineal.

• Movimientos de anteversión y retroversión pélvica. Sentir cómo la pelvis es capaz de moverse.
• Movimientos de lateralización.
• Movimientos en círculos, rotaciones.
• Estiramiento de isquiotibiales.

Imagen: propiedad Mercedes Blanquet. Un ejemplo de la secuencia de ejercicios mebsudio.

Tratamiento fisioterapéutico en la dispareunia

Dispareunia

Orgánicamente hablando, la dispareunia puede venir por una falta o disminución de la lubrificación, debida a múltiples factores como la diabetes, la vaginitis atrófica por una artritis o por un déficit de estrógenos.
Choque entre el pene y el cérvix por prolapso uterino.

• La vagina no se ha dilatado suficiente, y el cérvix y el cuerpo del útero no han alcanzado la elevación adecuada.
• Disminución de la lubrificación.

Tratamiento:

El tratamiento es una combinación farmacológica tópica, aplicación de geles vaginales y técnicas que produzcan una mayor actividad sanguínea y un mejor estado de la pared vaginal para que exista la trasudación fisiológica, como técnicas osteopáticas.

Deberemos elastificar bien las paredes vaginales, con la finalidad de que se produzca mayor descamación, y la mujer tenga mayor lubrificación.

Relajación de las inserciones del abdomen y suelo pélvico.

Cuando el dolor se debe a un prolapso uterino por el choque que existe entre el pene y el cérvix, deberemos saber el grado de prolapso para poner un tratamiento de fisioterapia o aconsejar una intervención quirúrgica.

En el caso de que esté indicado efectuar un tratamiento conservador, se le iniciará un tratamiento de reeducación de suelo pélvico, propio para el prolapso que padezca.

Tratamiento fisioterapéutico en la anorgasmia

<u>Anorgasmia/Hipotonía</u>

Es el descenso o ausencia de la sensibilidad y del orgasmo, esto desencadena un desinterés por iniciar una relación sexual debido a una carencia del sentimiento de placer.

Nuestra sociedad, antecedentes obstétricos, menopausia, estreñimiento crónico son varias de las causas de hipotonía y que, junto con la falta de información, pueden derivar en una anorgasmia, con un componente psicológico.

Otro de los motivos de que se produzca una anorgasmia, o bien una disminución en el orgasmo, es la baja excitación que se produce en múltiples mujeres de nuestra sociedad.

La falta de deseo produce fisiológicamente que la vagina no se haya dilatado lo suficiente y que el cérvix y el cuello del útero no hayan alcanzado la elevación adecuada, esto produce la falta de lubrificación, un roce inadecuado del pene en la vagina y el choque con el cérvix provocando dolor.

Tratamiento:

Información sexual (la mujer debe saber que el sexo es sano, es necesario, es placentero, que es un premio de la humanidad), técnicas de relajación encaminadas a inhibir los prejuicios generacionales.

Ejercicios de propiocepción (los convencionales, o se puede utilizar el método meb studio).

Ejercicios de potenciación, tanto libres como resistidos, electroterapia, biofeedback.

De forma individual, la mujer debe conocer su cuerpo, llegar no solo a la aceptación, sino a la valoración y al encuentro de la propia sensualidad, deberá efectuar la autoexploración genital para el autoconocimiento e integración del mismo.

Contracciones de los músculos del suelo pélvico durante el coito para sujetar mejor y proporcionar más placer. Genera más fricción contra el pene y hay mejor estimulación en la zona del clítoris.

Eros-CTD es un dispositivo de terapia clitorial que provoca una ligera succión del clítoris produciendo la estimulación y aumentando la sensibilidad, la lubrificación y el orgasmo.[7]

EJERCICIOS ABDOMINOPÉLVICOS **meb studio**

• Movilización de la pelvis con rotaciones, retroversión y anteversión.
• Unificar el movimiento pelviano con extremidad superior, en movimiento ondulante.
• Decúbito supino, con rodillas flexionadas o en bipedestación.
• Combinar movimiento con contracciones perineales.

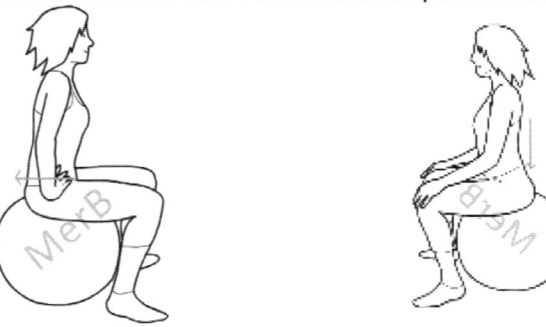

Imagen: propiedad Mercedes Blanquet. Ejemplo de ejercicios de la secuencia de mebstudio.

---

[7] *Sólo para mujeres,* Dras. Berman, editorial Planeta divulgación.

En bipedestación:

- Equilibrios: mediante pequeños movimientos antero-posteriores y laterales (como si fuera un péndulo), buscar el equilibrio.
- Diferentes apoyos plantares: bóveda plantar, zona externa de ambos pies.
- Colocar las manos en la cintura y realizar círculos pequeños con la pelvis, hacia un lado y después hacia otro.
- El mismo ejercicio anterior, aumentando el diámetro de los círculos.
- Ejercicio de inclinación pélvica.
- Liberación de la pelvis: rodillas semiflexionadas y caderas en rotación neutra. Realizar movimientos de anteversión y retroversión pélvica.

En sedestación:

- Sentada o acostada, tomar conciencia de la región anal, respirando con calma.
- Después de aproximadamente un minuto, cuando esté bien interiorizada, contraer débilmente primero el esfínter anal, el externo. Luego, apretando un poco más, la contracción alcanzará el segundo anillo muscular. Se procede siempre de forma lenta y gradualmente.

BIBLIOGRAFÍA

Dras. Berman, *Sólo para mujeres*, editorial Planeta divulgación, 2002.

María José Carrasco, *Disfunciones sexuales femeninas*, editorial Síntesis, 1989.

Helen Fisher, *Anatomía del amor*, editorial Anagrama.

Freud, *Ensayos sobre la vida sexual y la teoría de las neurosis*, editorial Alianza.

Kaplan, H. S. (1998), *La Nueva Terapia sexual,* Madrid, Alianza.

Masters, W. H., Johnson, V. E., y Kolodny, R. C. (1996), *Eros. Los mundos de la sexualidad,* Barcelona, Grijalbo.

Lisa McGloin, MD, J. Chris Carey, MD, *Disfunción orgásmica*, University of Colorado and Denver Health Medical Center. Obstet Gynecol Clin N Am. 33(2006)579-587.

Netter, *Obstetricia, ginecología y salud de la mujer*, editorial Masson, 2005.

Netter, *Sistema nervioso*, I Tomo, editorial Masson, 1987.

FORMACIÓN ESCUELA salud para la mujer. Suelo Pélvico:

gruposuelopelvico@gmail.com

Tacsaformacion@gmail.com